OBSERVATIONS ET RÉFLEXIONS

SUR

LES BRÛLURES

FAITES

PAR LE GAZ HYDROGÈNE CARBONÉ,

auxquelles sont sujets

LES OUVRIERS EMPLOYÉS DANS LES MINES DE HOUILLE,

PAR HONORÉ AILLAUD,

Médecin des mines de houille de Firminy (*Loire*).

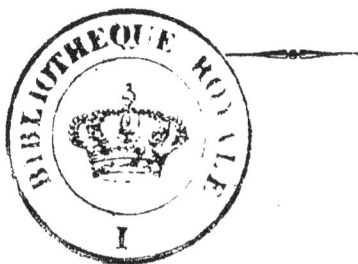

Montpellier.

IMPRIMERIE DE BOEHM ET Cᵉ , ET LITHOGRAPHIE.

1837.

A M. MORILLOT,

Élève de l'École Polytechnique ; Directeur en chef des mines
de Firminy , de Roche-la-Mollière ; etc. , etc.

A M. POINTE,

Médecin du grand Hôtel-Dieu de Lyon ; Professeur à l'école de
médecine de cette ville ; Membre de plusieurs Sociétés savantes,
nationales et étrangères.

Témoignage d'attachement.

H. AILLAUD.

Introduction.

LES *progrès des sciences humaines ont pour causes principales l'entière et libre faculté d'agir, et, pour effet, le bien-être de la société. Mais, pour que les sciences progressent, il est indispensable que ceux qui les cultivent publient les observations qu'ils ont faites et les réflexions qu'elles leur ont suggérées. En effet, que serait, par exemple, la médecine, si personne n'avait osé écrire? Quel bien pourrait-on en retirer sans la publication de tant de travaux divers? Certes, je ne me dissimule pas la faiblesse des ouvrages de ceux qui n'ont ni une vaste expérience, ni l'habitude d'écrire. Mais, de ce qu'ils ne peuvent être Newton, de Jussieu ou Broussais, seront-ils dispensés de publier ce qu'ils croient utile? Les sciences sont comme les édifices; elles peuvent et doivent employer toutes sortes d'ouvriers pour s'élever et se perfectionner.*

Plus on favorisera, plus on encouragera la publication des découvertes et de toutes les opinions, et plus tôt la médecine se placera au rang des sciences les plus positives et les plus salutaires.

Cependant, il faut le dire, aucune époque n'a été plus féconde que celle-ci en utiles dé-

couvertes : *dépenses considérables, travaux longs, rebutans et pénibles, rien n'est épargné pour arriver à la perfection.*

Les jours sont employés à apprendre, à exercer ou à professer la médecine ; la plus grande partie des nuits, à des travaux de cabinet, à dévorer une quantité innombrable de volumes, et à dérouler devant soi les ouvrages passés et présens. Chacun, oubliant souvent ses plus chers intérêts, cherche les moyens par lesquels il pourra remplir la noble tâche qu'il s'est imposée, le soulagement de l'humanité souffrante.

Pour moi, habitué depuis une dixaine d'années à observer des malades dans les hôpitaux où j'ai été employé (1), je pensais pouvoir continuer le même travail lorsque j'exercerais la médecine ailleurs, et porter

---

(1) *A l'hôpital Saint-Éloi de Montpellier, sous Delpech et M. Lallemand, comme chirurgien externe ; à l'Hôtel-Dieu de Lyon, sous MM. Gensoul et Bajard, à titre de chirurgien interne ; et à l'École de médecine de cette ville, sous M. le professeur Pointe, en qualité de chef de clinique médicale. — A cette époque, j'étais aussi l'interne de M. Monfalcon. J'ai tout quitté, pour suivre ce savant médecin à Marseille et à Arles pour étudier le choléra auprès de lui, et pour donner des soins aux personnes atteintes de cette terrible maladie.*

quelques pierres à la base de cet édifice.
Arrivé à Firminy, je n'ai pas tardé à m'apercevoir que cela m'était impossible. En effet,
ce pays, à part quelques maisons puissantes
et très-rares, est presque entièrement composé
de mineurs, de cloutiers et de rubannières.
Ces ouvriers n'ont que leurs propres bras
pour vivre. Adonnés aux boissons et chargés
d'enfans, à peine ont-ils de quoi subvenir
aux besoins les plus pressans. Les maisons se
trouvent dans un dénuement complet ; aussi,
la plupart de ces malheureux meurent-ils
sans avoir recours à la médecine. Les autres,
bien que ne sachant pas seulement de quelle
manière ils pourront se procurer des remèdes,
y ont recours, mais rarement. Le médecin
n'est ordinairement appelé qu'auprès des
mourans. S'il se prononce sur l'incurabilité
de la maladie, il ne voit plus son malade.
Dans le cas contraire, il ne le revoit que
quand on le fait appeler, ce qui arrive rarement. Voilà le pays avec ses funestes usages,
et les causes qui paralysent l'observation et
les bienfaits de la médecine (1).

(1) Désirant vivement d'être utile aux nombreux
malades indigens de Firminy et des pays voisins, j'ai
prié MM. les curés de me les adresser. Mes soins leur

viij

Médecin dè la compagnie des mines, j'ai dû voir avec exactitude les ouvriers de cette compagnie, parce qu'elle pourvoit à leurs besoins médicaux et pharmaceutiques. J'ai commencé à prendre des observations pour faire un mémoire sur les maladies auxquelles ils sont sujets; j'en détache maintenant sept brûlures par le gaz hydrogène carboné. Elles feront le sujet de cet opuscule, en attendant que je puisse les placer dans le rang qu'elles doivent occuper, et y joindre les expériences que le temps et les circonstances ne m'ont pas permis de faire. C'est au désir de M. le Directeur des mines que l'on doit cet opuscule, à la lecture d'un excellent ouvrage de M. Pointe que l'on devra le mémoire que je viens d'annoncer, et l'un et l'autre à M. Gensoul et au besoin que j'éprouve de m'acquitter de mes devoirs envers la société (1).

seront donnés gratis. Je renouvelle ma prière à ces Messieurs, qui, mieux que personne, sont dans le cas de connaître ces malheureux.

(1) *A M. Gensoul, parce que c'est lui qui, à la demande de M. Morillot, m'a engagé à remplacer le médecin des mines de houille de Firminy, qu'on venait de perdre.*

OBSERVATIONS ET RÉFLEXIONS

SUR

LES BRÛLURES

FAITES

PAR LE GAZ HYDROGÈNE CARBONÉ,

auxquelles sont sujets

LES OUVRIERS EMPLOYÉS DANS LES MINES DE HOUILLE.

— ⬥ —

ONVAINCU que la Médecine repose entièrement sur des observations exactes et complètes (*ars medica tota in observationibus*), j'ai cru devoir ne rien omettre dans celles qu'on va lire, les rapporter avec toutes les circonstances qui m'ont paru intéressantes, et les soumettre de suite aux témoignages des personnes qui en ont vu les malades.

Observation Première.

Brûlure de la face aux deux premiers degrés — Destruction de la moitié des cils, des sourcils et d'une partie des cheveux. — Guérison en trois jours.

Claude Delorme, de Firminy, âgé de 44 ans, d'une constitution ordinaire, d'un tempérament

lymphatique , a été brûlé par le gaz hydrogène
carboné, à 10 heures du matin, le 4 juillet 1836.
Il était à cinquante pas du lieu où le gaz a commencé
à s'enflammer et auquel il tournait le dos. Il s'est fait
un déplacement si prompt des fluides aériformes ,
qu'il aurait été renversé par terre, s'il n'avait saisi
un morceau de bois qui était près de lui. Il n'a fait
qu'éprouver un mouvement de rotation, par lequel il a
présenté la face au gaz enflammé. Revenu bientôt de
cette surprise , il s'est couché soudainement par terre
et a laissé terminer l'inflammation du gaz. Après
cela, il a marché jusqu'au fond du puits. Il a même
aidé à un autre ouvrier avec lequel il a remonté immédiatement, et qui n'avait eu d'autre mal que l'effroi
d'avoir été jeté par terre.

La face était rouge, chaude, douloureuse et un
peu tuméfiée jusqu'aux oreilles; les cils et les sourcils
étaient brûlés, au moins à moitié; il y avait des
phlyctènes au côté gauche de la face, et une bonne
partie des cheveux de ce côté était détruite. On n'a
observé aucune réaction sympathique. La chaleur et
la douleur intenses de la brûlure se sont calmées ;
elles ont cessé par l'application du froid, qui a été
continuée pendant vingt-quatre heures. Les phlyctènes ont été vidées et les autres symptômes arrêtés.
Delorme a été pansé, le second jour, avec du cérat
opiacé , et le troisième, avec du vin aromatique. Il
n'a offert, le quatrième, que quelques écailles d'épiderme qui étaient près de tomber. Aussi, se voyant

entièrement guéri, a-t-il demandé à reprendre ses travaux. Cette brûlure a donc duré trois jours.

—

Observation II.

Brûlure des extrémités inférieures et du poignet droit aux trois premiers degrés. — Léger délire. — Irritation gastro-intestinale, amendée par les antiphlogistiques et exaspérée par l'écart du régime. — Chute de l'inflammation et des escarres, du sixième au huitième jour. — Guérison vers le dixième.

Antoine Massardier, de Saint-Victor-sur-Loire, âgé de 28 ans, d'une constitution forte, mais un peu grêle, d'un tempérament nerveux, a été brûlé dans le même moment que Delorme. Ce malade fut jeté et poussé dans l'eau à une distance de huit ou dix mètres, pendant l'inflammation du gaz. Comme il a été culbuté et que les extrémités inférieures ont eu une position plus élevée que le reste du corps, ce sont elles qui ont le plus souffert. Il a fait dans l'obscurité, sur ses quatre membres, environ une cinquantaine de pas pour se rendre au fond du puits, d'où il est remonté.

L'extrémité abdominale droite qui était recouverte du pantalon, est moins brûlée que l'autre; elle est très-rouge et un peu tuméfiée dans toute l'étendue de la jambe; la gauche, qui était nue lors de l'inflammation du gaz, est couverte de phlyctènes et brûlée depuis le pied jusqu'à la partie inférieure de la cuisse; au mollet, la brûlure a détruit la peau,

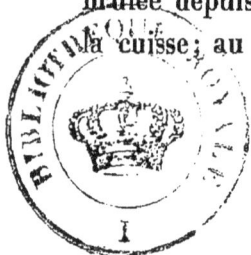

qui est racornie dans l'étendue de deux fois la grandeur de la paume de la main ; la partie postérieure
du poignet droit est privée de son épiderme, et présente un derme très-rouge. Toutes les parties brûlées
sont chaudes et douloureuses, comme si elles étaient
sous l'influence du feu ; la douleur, endormie par
les réfrigérans, revenait dès qu'on en cessait la continuation, et d'autant plus vite, qu'on était plus près
de l'instant de la brûlure. Il n'y a eu pour toute
complication, le premier jour, qu'une légère excitation cérébrale avec un peu de délire. (*Eau froide
saturnée ; diète absolue ; limonade ; potion
calmante.*)

Le lendemain, céphalalgie ; langue rouge ; soif
vive ; ventre douloureux ; pas de selles ; urines rares,
rouges; pouls accéléré, dur, concentré; peau chaude.
(*Dix sangsues ; cataplasmes à l'abdomen ;
lavement laxatif ; boissons froides et gommées ; diète absolue.*) Il y a deux selles dans la
journée ; l'irritation gastro-intestinale s'amende ; les
brûlures, qui cessent d'être douloureuses quand on
suspend les réfrigérans, sont pansées avec du cérat
opiacé.

Le 6, le malade va très-bien ; il demande à
manger, et, malgré ma défense, on lui donne du
bouillon. Les brûlures deviennent douloureuses. La
journée du 6 au 7 est agitée ; il y a un peu de délire,
et l'on dirait que l'irritation gastro-intestinale veut
reparaître.

Cependant, les journées du 7 et du 8 sont assez bonnes. Le poignet est guéri et la jambe gauche est sur le point de l'être. La jambe droite offre à sa partie supérieure et au-dessous de l'épiderme, un pus blanc et épais ; je l'ai expulsé par une pression douce et modérée, ainsi que celui qui se trouvait au genou et à la partie inférieure de la cuisse. Des deux escarres, l'une est noire, dure, insensible ; l'autre est d'un rose pâle, pointillée d'un rouge très-vif.

Je ne sais ce qui s'est passé le 9 ; mais, dans la nuit, pas de sommeil ; agitation ; délire ; cavité abdominale et plaies plus douloureuses ; suppuration plus abondante. (*Cataplasmes sur le ventre et sur les escarres ; boissons gommées ; diète.*)

Du 10 au 12, ces symptômes se dissipent ; l'inflammation et les escarres de la jambe tombent. (*Pansement avec le vin aromatique.*)

Le 13, il se fait une cicatrice si étendue, qu'il n'y a plus que deux petites plaies au mollet ; elles sont recouvertes de bourgeons charnus, épais, gros et mous. (*Cautérisation avec le nitr. d'arg.*)

Enfin, il n'y a plus que de légères coliques ; les alimens de facile digestion sont supportés ; la cicatrisation marche rapidement ; et, le 15, dixième jour de la maladie, la guérison est presque parfaite.

Observation III.

Brûlure du premier degré à la tête et aux membres thoraciques, et du deuxième et troisième , aux extrémités pelviennes.— Délire. — Entérite calmée par les antiphlogistiques et exaspérée par deux bouillons gras. — Chute de l'inflammation et d'une escarre mince. — Guérison vers le dixième jour.

Jean-Baptiste Sauvigner, de Firminy, âgé de 21 ans, jeune homme d'une constitution robuste, d'un tempérament sanguin, s'est brûlé les extrémités et la face. Il était près de Massardier, son parent, dans un endroit beaucoup plus déclive que celui où le gaz a commencé à s'enflammer. Pendant qu'il était occupé, une force irrésistible le pousse par derrière sur une pile. Étonné de ce mouvement et voyant le gaz enflammé, il plonge de suite la tête et les bras dans l'eau.

Ces parties, soustraites ainsi à un contact prolongé avec le comburant, n'ont présenté qu'une rougeur et une cuisson peu intenses qui se sont bientôt dissipées. Quant aux extrémités inférieures, la brûlure y est plus intense. Les deux jambes sont rouges et tuméfiées; elles sont douloureuses et brûlantes, quand on cesse de les arroser d'eau froide. On y voit des phlyctènes d'une grandeur considérable. Le pouls est dur, concentré; le ventre très-douloureux dans la partie inférieure. (*Neuf sangsues; cataplasme émollient à l'hypogastre; eau gommée; potion calm.; diète absolue.*) Agitation et délire toute la nuit.

Le 5 , pouls faible, régulier ; chaleur naturelle de la peau. La langue n'est plus rouge ; la soif s'est calmée ; l'appétit se prononce. Cependant le ventre est encore douloureux ; il n'y a pas eu de selles. Les urines sont rares et rouges. La douleur se dissipe. (*Huit sangs. à l'hypogastre ; lavem. laxatif.*) Deux selles. (*Pansem. avec le cérat opiacé.*) La nuit du 5 au 6 est assez calme.

Le 6 au matin, il se trouvait très-bien ; il nous disait avoir beaucoup d'appétit. Je lui prescrivis de l'eau de riz un peu chargée. On lui donna deux bouillons gras. Le soir , ventre douloureux ; pouls fort, concentré ; peau chaude ; urine, peu chargée les premiers jours , rouge et sédimenteuse ; agitation, rêvasseries ; brûlures plus douloureuses. (*Diète absolue ; eau gomm. ; catapl. sur le ventre.*) On éloigne ce malade de Chaise , qui était sur le point de mourir.

Le 7 au matin , le calme s'était rétabli. La journée fut assez bonne, mais la soirée fut un peu agitée. La jambe droite présente ; en haut et en dehors, une escarre mince et large comme le creux de la main, qui se détache pendant le pansement. A la partie inférieure de la jambe gauche, le derme est à nu dans l'étendue de toute la grandeur de la main. On voit, sur plusieurs points des parties brûlées, l'épiderme soulevé en forme de cloche, et au-dessous, une peau sèche en bien des endroits, et en suppuration dans d'autres.

Le 8 et le 9, le malade éprouve des coliques; la suppuration est plus abondante; le derme est blanchâtre.

Du 9 au 15, Sauvigner ne présente plus aucune complication. Le sommeil devient calme; les selles et les urines normales. Il commence à supporter les alimens qu'il prend. Les brûlures, n'étant plus douloureuses, sont pansées avec du vin aromatique; la suppuration s'arrête; la cicatrisation s'effectue rapidement. Les forces et l'embonpoint reviennent, et la guérison est presque entière, le dixième jour de la brûlure.

Observation IV.

Brûlure de la face, des mains, des avant-bras et des jambes aux deux premiers degrés. — Complication par deux maladies de poitrine et par l'irritation sympathique de l'encéphale et de la muqueuse gastro-intestinale. — Suppuration longue de l'avant-bras. — Guérison dans un mois.

Jean Chauvais, gouverneur du puits d'Osmond, où le gaz s'est enflammé, natif de Fraisses, âgé de 55 ans, d'une constitution faible, d'un tempérament lymphatico-sanguin, s'est brûlé au même moment que les trois malades dont je viens de parler. Couché à cinquante pas de l'endroit où le gaz a commencé à s'enflammer, Chauvais a roulé plusieurs fois sur lui-même du côté opposé. Il s'est mis les mains sur la face pour la garantir de la brûlure.

Nous l'avons examiné le 5. Il nous a présenté une

brûlure qui occupait la face, les avant-bras et les jambes. Ces parties étaient rouges, légèrement tuméfiées, mais douloureuses et brûlantes quand on cessait de les arroser d'eau froide. On y voyait çà et là des phlyctènes, que j'ai incisées et vidées de la sérosité qu'elles contenaient. Atteint depuis long-temps d'une double affection de poitrine (hypertrophie du cœur et catarrhe chronique), Chauvais était oppressé; il toussait et expectorait des crachats épais et blanchâtres. Le ventre était un peu douloureux. (*Eau froide saturn. sur les brûlures; diète absol.; boissons gomm.; lait sucré; potion calm.; cataplasme sur le ventre. On couvre bien les parties qui ne sont pas brûlées.*)

La première nuit fut agitée; il y eut du délire et des rêves pénibles. Au bout de vingt-quatre heures, la douleur et la chaleur se calment. On panse avec du cérat opiacé, excepté l'avant-bras droit qui est douloureux et chaud, si on cesse de l'arroser. Dans la soirée, trente-six heures après la brûlure, cette partie faisait encore souffrir le malade, quand on suspendait le froid; aussi en conseillai-je la continuation. Pensant se soulager, le malade se la fit panser avec du cérat opiacé. Mais la douleur, loin de diminuer s'y est accrue, et l'inflammation y est devenue plus intense. Cependant la fièvre se calme; les urines et les selles se rétablissent; l'oppression est moins forte; la toux moins pénible; l'expectoration moins abondante et plus facile.

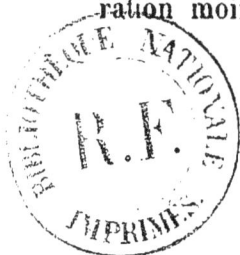

2

La nuit du 5 au 6 est assez bonne. Toute la journée est de même ; mais, le soir, l'oppression augmente ; la toux devient plus forte ; les crachats plus abondans ; les rêves plus pénibles ; le délire plus considérable ; la fièvre plus grave ; l'anxiété plus grande ; les douleurs des brûlures plus intenses.

Le 7 et le 8, augmentation de ces symptômes, surtout la nuit.

Le 9 au matin, le malade dort assez tranquillement ; le bien-être se continue toute la journée. Les jambes ne sont plus qu'un peu rouges à la partie supérieure ; la gauche est douloureuse et suppure assez abondamment à la partie inférieure. Le poignet gauche est guéri ; le droit, la main et l'avant-bras correspondans ne forment qu'une vaste plaie qui produit une suppuration abondante et fétide. La face est presque guérie ; les yeux sont chassieux, enflammés ; les cils, les sourcils et les cheveux plus courts qu'avant la brûlure. (*Mêmes remèdes ; plus un collyre et un lavement qui produit deux selles.*)

La nuit du 9 au 10 est agitée ; le calme se rétablit un peu le matin, continue toute la journée, pendant laquelle le malade reçoit beaucoup de visites ; il cesse le soir, et fait place à une agitation et à une exacerbation qui durent toute la nuit.

Le 11 et le 12, soit parce qu'il avait trop parlé le dimanche (le 10), soit parce qu'il avait trop mangé, il n'y a plus, comme auparavant, une exacerbation en quelque sorte périodique toutes les nuits , mais une anxiété continuelle. (*Diète absolue ; eau gommée ; lait sucré ; tisane de guimauve.*)

Le 13 , amendement.

Le 14, le mieux se soutient; les plaies sont molles, couvertes de gros bourgeons charnus et d'une suppuration abondante ; elles sont peu douloureuses, si ce n'est celle de l'avant-bras. (*Pansemens de celle-ci avec des émolliens, et des autres avec des toniques.*)

Du 15 au 20 , la cicatrisation s'effectue assez promptement; le malade est moins agité le jour que la nuit, pendant laquelle il a toujours des rêves fatigans.

Du 20 au 30 , Chauvais prend et supporte des alimens de facile digestion et surtout du lait; l'oppression, les crachats et la toux sont redevenus au point où ils étaient avant la brûlure et fatiguent peu le malade; toutes les plaies sont guéries , excepté celle de l'avant-bras, qui a nécessité encore quelques pansemens toniques et quelques cautérisations. La guérison complète s'est effectuée au commencement du mois d'août. A cette époque , on a placé un exutoire au bras gauche , pour prévenir une terminaison funeste de ses maladies de poitrine.

Observation V.

Brûlure du nez, de la main et de la jambe gauches, aux trois premiers degrés. — Mauvaise application des topiques. — Guérison du nez et de la main en dix jours, et de la jambe en deux mois seulement.

Barthélemi Peytavi, de Firminy, âgé de 34 ans, d'une constitution forte, d'un tempérament nervoso-sanguin, a été brûlé, à dix heures du matin, le 2 juillet 1836. Une inondation subite avait forcé les ouvriers à monter précipitamment : tout était resté dans la mine. La surprise passée, quelques-uns y descendent, soit pour y ramasser des outils, soit pour voir l'état des choses. De ce nombre étaient Peytavi et le boiseur Bonhomme. Celui-ci, muni d'une lampe de sûreté, avait cédé sa lampe ordinaire à Barthélemi. Ils s'avançaient dans l'intérieur de la mine, Bonhomme toujours le premier. Ils étaient éloignés d'une trentaine de pas, lorsque ce dernier s'est mis à crier. Peytavi, courbé pour ramasser des outils, se couche soudainement par terre pour laisser brûler le gaz. Il avait un sac en écharpe et il était bien habillé. La jambe gauche seule était à nu. Sentant le gaz enflammé, il se servit du sac pour se couvrir la face. Lorsqu'il a pensé que ce fluide avait fini de brûler, il s'est relevé et a marché sur ses quatre membres jusqu'au fond du puits, d'où il est remonté avec ses camarades. Cependant, d'après ses indications, on va, et sans lampes, à la recherche du boiseur.

Appelé immédiatement après l'accident, j'observai une brûlure du nez, de la main, du poignet et de la jambe gauches aux deuxième et troisième degrés. L'épiderme de la main était séparé du derme; il en était rapproché dans quelques points, et écarté par de la sérosité dans d'autres. La jambe offrait çà et là des phlyctènes, et, dans les intervalles, une rougeur vive. Cette rougeur ne s'apercevait à ce brûlé comme aux autres, que quand on avait soin de laver les parties qui en étaient le siége; car, ces ouvriers sont habituellement noirs et tout couverts de poussière de houille. Les parties brûlées étaient légèrement tuméfiées, mais très-douloureuses et d'une chaleur brûlante. (*Applicat. d'eau froide saturnée; boissons gommées; potion calm.*) L'application du topique froid fut négligée au château où Peytavi était avec le boiseur. La gravité de la brûlure de celui-ci absorbait mon attention et mes soins. Elle fut mauvaise ailleurs, par l'impossibilité d'avoir de l'eau fraîche et de la renouveler souvent.

Au bout de trente-six heures, on a pansé avec du cérat opiacé. Ce cérat, continué pendant huit jours, soir et matin, a été remplacé par le vin aromatique à la main qui a été guérie le dixième jour, et à la jambe par des émolliens. Cette partie offrait deux escarres blanchâtres, situées au-dessous et un peu en arrière de la malléole externe. Sa douleur a été long-temps très-vive et sa suppuration abondante.

Après la chute de l'escarre, qui s'est faite le

douzième jour, la jambe a présenté une plaie couverte de bourgeons charnus, gros, nombreux, mous et élevés. On l'a pansée avec du vin aromatique et réprimée avec le nitrate d'argent. Le sommeil a été agité et suivi de rêvasserie au commencement de l'inflammation cutanée. Le malade n'a été fatigué que deux jours (le 12 et le 13), parce qu'on avait fait du bruit à côté de sa chambre. (*Au commencement , calmans; diète; limonade; lavemens laxatifs.*) Ainsi, la guérison de la main a eu lieu le dixième jour; celle de la jambe ne s'est faite qu'à la fin d'août, c'est-à-dire, au deuxième mois.

—

Observation VI.

Brûlure de la tête, du cou, des extrémités thoraciques, de la poitrine et de la jambe droite, aux trois premiers degrés. — Suffocation; suspension de la circulation et des facultés intellectuelles et effectives. — Irritation des cavités splanchniques amendée par les antiphlogistiques et exaspérée par l'infraction du régime et par une nouvelle fâcheuse. — Dissipation de ces symptômes et chute de l'inflammation extérieure et des escarres le neuvième jour. — Suppuration abondante des avant-bras. — Cicatrisation des plaies et guérison dans moins d'un mois.

Jacques Bonhomme, boiseur au puits d'Osmond, habitant la Chaux, âgé de 35 ans, d'une constitution forte, d'un tempérament sanguin, athlétique, a été brûlé au même instant que Peytavi. Le gaz s'étant enflammé, Bonhomme fut poussé par derrière et jeté sur la partie antérieure du corps. Il a

resté d'abord sans connaissance pendant quelques
minutes ; puis il s'est levé et a marché sur ses quatre
membres, vers l'endroit de la mine d'où il devait
sortir. Dans son chemin, il a rencontré plusieurs
ouvriers qui le cherchaient. Ils lui ont aidé à arriver
au fond du puits, et ont remonté avec lui. Il n'avait
qu'une chemise, un gilet et un pantalon mouillés.

L'ayant examiné au château de M. le Directeur,
immédiatement après l'accident, nous nous sommes
assuré des circonstances suivantes : la brûlure occupait
la tête, les extrémités supérieures, la poitrine et la
jambe droite, et présentait les trois premiers degrés. Ces
parties étaient peu tuméfiées, mais elles étaient très-
douloureuses et brûlantes. L'épiderme était fendillé (1)
et enlevé dans plusieurs endroits ; dans d'autres,
il était soulevé par de la sérosité en forme de clo-
ches, qui étaient nombreuses, rapprochées et assez
grosses. On apercevait çà et là quelques points de la
peau, larges comme la paume de la main, racornis
et profondément brûlés. Entre le derme et l'épiderme se trouvaient des amas de poussière de houille.
Les lèvres étaient entièrement dépourvues de cette
membrane : celle qui tapisse les fosses nasales était
détachée en forme de doigt de gant, flottante et

---

(1) L'épiderme des brûlés par le gaz hydrogène carboné est quelquefois comme l'écorce des arbres gelés.
Je passai sous silence cette particularité, que M. Morillot
m'a dit avoir observée un grand nombre de fois.

poussée alternativement en avant et en arrière durant la respiration. L'ouverture antérieure de la bouche, béante, laisse apercevoir toute cette cavité rouge et enflammée. La déglutition était pénible, la voix rauque. Bonhomme accusait, notamment quand il toussait, ce qui arrivait souvent, une douleur brûlante dans l'intérieur de la poitrine. Il la comparait à celle que lui aurait fait éprouver un fer incandescent. L'expectoration, d'abord pénible, soulagea un peu le malade ; cependant la difficulté de respirer devint très-grande. La poitrine ne se dilatait qu'avec des efforts saccadés et inouïs, qui étaient toujours de moins en moins puissans. Il se faisait, de temps en temps, une forte inspiration. La main, placée sur le cœur, sentait à peine ses battemens. Les traits de la face étaient décomposés et les facultés intellectuelles et affectives suspendues; il était accablé et dans une anxiété extrême; il poussait des cris plaintifs; il était sur le point de suffoquer et d'expirer. Je me hâtai de lui couper l'épiderme des narines et de lui faire une forte saignée. A peine le sang eut-il commencé à couler, que la respiration et la circulation se rétablirent ; il répondit aux questions que je lui adressai ; il devint sensible à la voix de ses enfans et de son épouse. (*Application du froid sur toutes les brûlures ; potion calmante ; eau gommée; lait sucré.*)

Il y a eu des frissons et même des tremblemens

assez forts ; la douleur des brûlures était très-faible,
mais elle devenait intolérable, quand on cessait un
seul instant de les arroser d'eau froide. La première
nuit fut agitée ; il y eut du délire et des rêves pénibles ; la céphalalgie a été intense ; le ventre tendu,
dur, douloureux ; il n'y a pas eu d'émission d'urine,
ni de matières fécales. (*Vingt-cinq sangsues;
cataplasmes sur le ventre; mêmes boissons;
lavement laxatif; pansement avec du cérat
opiacé à la face, après vingt-quatre heures,
et ailleurs, après trente-trois.*)

La nuit du 3 au 4 a été moins orageuse ; le délire
et la céphalalgie diminuent, ainsi que les coliques,
la dureté et le volume du ventre ; il n'y a plus de
borborygmes ; les urines sont rares et rouges ; il y a
eu deux selles. Les parties brûlées sont un peu plus
douloureuses que quand on les arrosait.

Le 5 et le 6, le malade se trouve mieux ; ses brûlures guérissent ; il y a un peu d'assoupissement. Du
reste, le bien se continue jusqu'au 6 au soir. J'avais
permis de lui humecter la bouche avec quelques
fraises ; on lui en donna une dixaine de cuillerées :
on lui donna, de plus, deux bouillons que je n'avais
ni conseillés ni permis, aussi il commença à être
fatigué dans la soirée du 6.

Dans la nuit du 6 au 7, il entend beaucoup de
bruit et il apprend la mort de Chaise qui était dans
une salle voisine. L'agitation recommence ; le délire
survient ; l'irritation gastro - intestinale s'éveille ;

l'assoupissement et l'abattement s'emparent du malade. Ses forces lui permettent à peine de se soutenir pendant le pansement. Les brûlures deviennent plus douloureuses ; une suppuration abondante s'y établit ; l'anxiété revient et augmente. (*Diète absolue ; eau gommée ; limonade ; huit sangsues et cataplasmes sur le ventre ; lavemens et pansemens émolliens à l'avant-bras.*)

Le mal diminue jusqu'au 9. Durant ce jour, on fait beaucoup de bruit auprès de lui ; la céphalalgie revient ; la nuit est agitée, sans sommeil ; si le malade s'assoupit un instant, il y a du délire et des rêves pénibles. (*Pansement avec du vin aromatique, excepté aux avant-bras.*)

Le 10, le calme se rétablit ; l'appétit se prononce.

Le 11, le mieux se continue ; l'inflammation des plaies diminue ; plusieurs points sont desséchés ; la suppuration est moins abondante ; les escarres se détachent et tombent.

Le 13, la face et le cou sont presque guéris ; les épaules le sont en dedans ; en dehors, la gauche n'offre qu'une surface, large comme la main, de rouge et d'enflammée ; la droite en présente trois fois davantage : on y voit une escarre comme une pièce de cinq francs qui tient encore assez. Tout le creux de l'aiselle de ce côté est enflammé et en plaies.

Les bras n'ont que quelques plaies superficielles, couvertes d'épiderme et de pus. Les parties postérieures et latérales des avant-bras et des mains forment deux vastes plaies : elles suppurent abondamment et exhalent une odeur *sui generis* et suffocante ; elles sont molles, couvertes de gros caillots sanguins et très-douloureuses. La jambe est guérie supérieurement ; elle suppure encore un peu inférieurement. Au reste, le malade va bien. Il commence à supporter des bouillons de poulet et des crêmes de riz. Les avant-bras sont arrosés avec du chlorure de chaux et pansés avec du vin aromatique.

Ces topiques ont été continués jusqu'au vingtième jour. On a cautérisé les plaies avec du nitrate d'argent. Les alimens ont été augmentés graduellement. J'ai vu plusieurs fois le malade depuis. Ses avant-bras et ses mains se sont couverts d'une cicatrice mince et brillante ; ses forces sont revenues ; la guérison parfaite s'est effectuée au cabaret. Le trentième jour, il avait tellement bu, qu'il ne pouvait plus se tenir debout. Il reprit ses travaux à la mi-août. Les ongles des mains étaient soulevés jusqu'à leur racine. Je l'ai rencontré au commencement d'octobre : la moitié des ongles tenait aux doigts ; l'autre en était séparée et présentait une couleur noire ; un bourrelet transversal leur était interposé. Il se portait très-bien et continuait ses occupations habituelles.

—

Observation VII.

Brûlure de la face, du cou, de la partie supérieure de la poitrine, des extrémités thoraciques, des jambes et des pieds, aux trois premiers degrés. — Mauvaise application des réfrigérans. — Infraction du régime. — Exaspération de la brûlure et des réactions sympathiques, et mort le troisième jour.

Pierre Chaise, de Firminy, âgé de 35 ans, d'une constitution robuste, d'un tempérament sanguin, se brûla le 4 juillet 1836.

M. le Directeur, connaissant le danger qu'il y avait à travailler dans certains endroits de la mine d'Osmond, avait enjoint à tous ses ouvriers de ne jamais y approcher des lampes ordinaires.

Instruit que cinq de ses mineurs venaient de se brûler et que je n'étais pas à Firminy, M. le Directeur établit promptement une ambulance, où chaque malade fut parfaitement couché et entouré de tous les soins convenables. Je dois à la vérité de dire que sa sollicitude est extrême dans tous les accidens des mines. Cette conduite est d'autant plus louable, qu'elle conserve à la société plusieurs de ses membres, qui sans cela seraient voués à une mort certaine (1).

Lorsque tout fut bien disposé, M. Morillot or-

---

(1) Il y a une douzaine d'années, le gaz hydrogène carboné s'enflamma et brûla une quinzaine de mineurs; il en mourut la moitié, parce qu'ils n'avaient pas reçu les soins nécessaires.

donna d'employer les topiques qu'il avait vu appliquer sur Bonhomme, et dont il avait observé les effets avantageux. Tous les malades se soumirent volontiers à ses ordres, excepté Pierre Chaise. Dans les premiers temps, il était furieux quand on lui appliquait des compresses d'eau froide sur les brûlures; il les repoussait avec énergie. Ce ne fut qu'au bout de quelques heures qu'il en supporta l'application sans les écarter. On avait plusieurs fois essayé de lui faire une saignée : on ne put y réussir.

Arrivé à l'ambulance, six ou sept heures après cet accident fâcheux, je trouvai Chaise dans une excitation cérébrale très-grande. Il avait la face, le cou, la partie supérieure de la poitrine, les extrémités thoraciques, les jambes et les pieds brûlés aux deux premiers degrés. Ces parties avaient déjà acquis un gonflement très-considérable. Le ventre était sensible à la pression. Ses réponses étaient brusques. (*J'ouvris la basilique qui donna peu de sang. Je fis appliquer trente sangsues et des cataplasmes sur le ventre, continuer les réfrigérans jusqu'au lendemain, donner une potion calmante, de l'eau gommée, etc. Le lendemain et le surlendemain, je couvris les brûlures de cérat opiacé.*)

Le malade, toujours dans une excitation cérébrale très-grande, enlevait fréquemment les topiques, et exposait au contact de l'air les parties brûlées et privées de leur épiderme. Ces parties avaient acquis

un gonflement énorme. La langue était rouge et
sèche ; le ventre tendu et volumineux ; il y avait des
borborygmes. Sa mère ne semblait se trouver auprès
de lui, que pour contrarier le traitement. Averti de
ce qui se passait, j'en parlai à M. le Directeur : il
la fit éloigner de son fils et remplacer par deux
sœurs infirmières ; mais le mal était fait, et Chaise
expira le 6, à minuit. Son ventre était ballonné. Je
regrette de ne pouvoir joindre à cette observation
la nécroscopie.

On me reprochera, peut-être, de n'avoir pas
rapporté plus brièvement les observations qu'on vient
de lire, et ajouté à la suite immédiate de chacune
d'elles les réflexions qu'elles m'ont inspirées. En
agissant de cette manière, la lecture de cet opuscule
aurait été, je le sais, moins pénible. Mais, outre que
les observations trop courtes manquent bien souvent
de faits précieux, et qu'une autre marche me conve-
nait moins pour exposer mes opinions, je ne prétends
pas amuser ceux qui voudront bien me lire : trop
heureux si je puis leur être utile en les instruisant !
Les brûlures ayant de nombreux points d'identité et
voulant procéder des considérations générales aux
particulières, j'ai cru devoir renvoyer ces considérations jusqu'ici. Avant de les aborder, je ne puis
me dispenser de dire quelques mots du calorique
concentré sur nos organes, et de ses effets.

Tous les corps pénétrés de beaucoup de calorique et qui peuvent le transmettre promptement à ceux qui les environnent, sont susceptibles d'occasioner des brûlures, soit que ces corps se touchent immédiatement, soit que le calorique rayonne de l'un à l'autre. Il est bien rare qu'elles s'effectuent suivant ce dernier mode; et, lorsque cela arrive, elles sont ordinairement superficielles; elles sont presque toujours l'effet du contact du corps brûlant avec le corps brûlé. Leur gravité est d'autant plus considérable, que le corps brûlant est plus dense, plus saturé de calorique, meilleur conducteur de ce fluide, et qu'il est appliqué plus long-temps et sur une étendue plus vaste.

Ainsi, les métaux, qui sont des corps solides, à molécules rapprochées, changeant difficilement d'état, s'accommodant mal à une grande surface, pouvant contenir et transmettre une quantité énorme de calorique, brûlent plus profondément que les liquides et surtout que les fluides aériformes; mais en revanche, ceux-ci, formés de molécules qui semblent se fuir pour envelopper les corps ambians et leur former une espèce d'atmosphère, occasionnent des brûlures plus étendues. Le gaz hydrogène carboné étant un fluide aériforme, on ne sera pas étonné de l'étendue des brûlures qu'il détermine. Il brûle toutes les parties qui sont à nu; mais il respecte les autres, pour peu qu'elles soient couvertes.

Une brûlure profonde et bornée n'est pas plus

grave que celle qui est superficielle et qui occupe une certaine étendue. Celle-là est une affection locale, qui ne nuit qu'à la partie qui en est le siége, soit en la détruisant, soit en la recouvrant d'une cicatrice difforme qui en gêne les fonctions ; celle-ci laisse peu de traces à sa suite, mais elle peut amener des sympathies funestes à l'individu. Une brûlure profonde n'est une maladie locale, que quand elle est bornée. Lorsqu'elle est étendue, il est à craindre une suppuration longue et abondante, le marasme, une inflammation sympathique des principaux organes de l'économie, et la mort. On admet généralement que les brûlures du second et surtout celles du troisième degré qui occupent un pied carré de la surface cutanée, sont très-graves, et que celles qui sont deux ou trois fois plus grandes, se terminent le plus souvent par la mort. La gravité de la brûlure est donc en raison directe de sa profondeur , de son étendue et de ses sympathies.

Depuis long-temps on a divisé les brûlures en plusieurs degrés ; mais les auteurs ne sont pas d'accord sur leur nombre. Nous adoptons la division de Dupuytren, dont la doctrine est généralement suivie sur ce point. Il admet six degrés de brûlure caractérisés par les signes suivans, savoir : dans le premier degré, inflammation superficielle de la peau, sans phlyctènes; dans la deuxième, inflammation de la peau, avec phlyctènes; dans le troisième, destruction d'une partie du corps papillaire ; dans le quatrième , désorganisation de la totalité du derme jusqu'au tissu cellulaire sous-cutané; dans le cinquième, mortification de toutes les parties superficielles et de presque toutes les profondes ; et dans le sixième, carbonisation de toutes les parties brûlées. Il est sous-entendu qu'une inflammation intense est inséparable des quatre premiers 'degrés. Elle leur est nécessaire et indispensable pour éliminer les parties mortifiées qu'elles présentent. Cette classification a des avantages réels sur toutes les autres, en ce que les six degrés qui la constituent sont établis d'après la profondeur des altérations des tissus , et qu'elle indique les phénomènes propres à chacun d'eux.

La brûlure est une maladie causée par le calorique concentré , lequel peut-être agit encore quelque temps après la soustraction du corps qui l'a accumulé dans nos organes. Celle qui est déterminée par le gaz hydrogène carboné, ne diffère pas de celle qui est faite par un autre conducteur du calorique. La cause étant la même, les effets le sont aussi nécessairement. Ce genre de brûlure rentre donc dans les brûlures en général. Il ne présente ni ne réclame rien de particulier.

Il arrive souvent qu'un tison bien sec et encore embrasé par un bout, se consume en partie ou en totalité, et qu'un morceau d'amadou, à un point duquel on met le feu, ne tarde pas à se brûler entièrement. Quoique beaucoup plus rares, il n'est pas sans exemple de voir s'anéantir des individus apo-

plectiques ou ivres , aux habillemens desquels le feu
prend , et d'autres sur lesquels quelques rayons de
calorique ont été dirigés. Tous les combustibles
subissent le même sort, d'une manière plus ou moins
facile, prompte ou complète. Au calorique que l'on
emploie pour les enflammer , se joint bientôt celui
que leur combustion développe , en sorte que la
quantité de ce fluide augmente considérablement ,
active davantage cet acte chimique, et finit par déterminer leur destruction. Loin de moi toutefois d'établir
une identité parfaite dans la combustibilité de ces
corps. Le calorique qui attaque facilement les premiers, trouve , il n'y a pas de doute, une résistance
plus ou moins forte dans les seconds : cette résistance
est due à la vie ; mais elle a des bornes au-delà des-
quelles les organes , quoique vivans, rentrent dans
la catégorie des corps qui ne le sont pas (1).

Il serait curieux de savoir si un organe enflammé
par la brûlure contient plus de calorique qu'un second qui le serait au même degré par une autre
cause , ou qu'un troisième qui jouirait d'une parfaite

---

(1) Dupuytren a brûlé, à l'aide de quelques fagots ,
des débris de plusieurs cadavres disséqués..... Tous les
individus qui meurent de ce que l'on appelle combustion spontanée, sont adonnés aux boissons alcooliques,
ce qui rend leur combustibilité plus grande. Ils sont
très-gras et très-avancés en âge, et ont, par conséquent,
leurs organes doués d'une faible vie, et, pour ainsi dire,
réduits aux lois des corps qui en sont privés.

santé. Au reste, ceci ne nuirait en rien aux considérations que je viens de faire ; car , le thermomètre
marque presque toujours le même degré, soit qu'on
le place dans une partie où une chaleur brûlante
est perçue et par le malade et par le médecin, soit
qu'on le mette dans une autre, où ni celui-ci ni
celui-là ne sentent aucune chaleur (1). Le calorique
ne pourrait-il pas rester inappréciable à cet instru-
ment, comme cela s'observe lorsque l'eau , de son
minimum d'ébullition, arrive à son maximum ; ou
bien , quand on mêle un kilogramme de glace à zéro,
avec un kilogramme d'eau à 75° (2)? Répugnerait-il
donc à l'esprit d'admettre dans les brûlures, comme
on le fait dans ces cas, un calorique latent qui se
transmettrait insensiblement à des organes, lesquels ,
en se consumant , en favoriseraient encore le déve-
loppement? La vie est-elle assez puissante pour sous-
traire entièrement le corps aux influences exté-
rieures? Je le demande à ceux qui ont réfléchi sur
ce phénomène et sur ce qui se passe dans l'économie
animale? Mais, laissons là ces considérations chimico-

---

(1) Ce calorique n'est pas toujours latent. Le thermomètre placé sur la main gauche de Marguerite-Frédéri-
que-Catherine Heins , a marqué 25° (Réaumur), et seulement 17 dans la main droite. La première se trouvait
affectée d'une espèce de brûlure spontanée.

(2) Dans le premier cas, l'eau marque toujours 100°,
et dans le second , o (centigrade.)

physiques , et consultons les faits relatés dans nos
observations. On a dû remarquer qu'elles ont présenté pour phénomènes les plus constans, des douleurs
brûlantes qui cessaient, comme par enchantement,
par l'application des topiques froids, revenaient quand
ces topiques étaient saturés de calorique, et cessaient
de nouveau lorsqu'on leur enlevait ce fluide (1) ; douleurs brûlantes , qui étaient d'autant plus supporta-
bles qu'on s'éloignait davantage du moment de la
brûlure, et disparaissaient après vingt-quatre ou
trente-six heures, comme si on eût diminué continuel-
lement et fini par enlever la cause qui les déterminait.

La guérison s'est opérée en raison inverse de la
gravité de la brûlure et en raison directe de la meilleure application des réfrigérans. Voyez avec quelle
rapidité elle a eu lieu sur les sujets des trois pre-
mières observations ; le retard qu'a éprouvé l'avant-

---

(1) C'était attendrissant d'entendre crier : au feu ! je
brûle! quand on cessait un seul instant de les arroser ;
consolant de pouvoir tenir dans la main de quoi le leur
éteindre sûrement et arrêter promptement leurs douleurs
atroces ; et enfin, édifiant de les voir réclamer les secours
de la religion , le pasteur du bourg s'empresser de les
leur prodiguer, et de continuer, sans relâche, les arro-
semens des brûlures. Qu'il me soit permis d'adresser des
remercîmens à M. le curé Lafay, au nom des malades
auprès desquels il a rempli , avec un zèle au-dessus de
tout éloge, les plus hautes fonctions de salut spirituel
et corporel qu'on puisse concevoir!

bras droit de celui de la quatrième, pour avoir voulu trop tôt discontinuer le froid ; la longueur de la brûlure de Peytavi, qui n'a pu l'employer convenablement, et la terminaison de l'indocile Pierre Chaise.

Ainsi, si l'on considère les phénomènes de la combustion et la combustibilité de nos tissus, et, d'un autre côté, la chaleur intense des parties brûlées, la disparition de cette sensation et la prompte guérison par l'application du froid, n'est-on pas tenté d'admettre que les parties brûlées sont encore pénétrées d'une certaine quantité de calorique, qui continue son action désorganisatrice pendant un temps plus ou moins long? Enfin, ne peut-on pas, jusqu'à un certain point, appliquer à l'usage des réfrigérans dans les brûlures, cet axiome si fameux des anciens : *Sublatâ causâ tollitur effectus,* et avancer que le froid est le moyen thérapeutique le plus rationnel, et remplit l'indication la plus importante? Au surplus, nous donnerons bientôt d'autres preuves de l'utilité qu'on en retire dans les brûlures.

Un instinct conservateur a dû faire appliquer le froid sur les brûlures, dès la plus haute antiquité. Nommer Rhazès et Avicenne qui lui attribuaient de grandes vertus dans ces affections, c'est assez dire que ce remède n'est pas nouveau. Par une bizarrerie inexplicable de l'espèce humaine, on s'est efforcé de lui en substituer d'autres. Mais aujourd'hui que tout passe au creuset de l'expérience et du raisonnement, on est revenu à celui que le bon sens seul semble indiquer.

Le froid est un agent énergique dont l'usage rationnel est très-fréquent, les effets immédiats et thérapeutiques certains, et les avantages incontestables dans le traitement des brûlures. Comme tous les remèdes actifs, il a besoin d'être employé avec habileté. Un poison dans des mains habiles, opère des cures merveilleuses ; dans des mains ignorantes, il aggrave la maladie et peut occasioner la mort. Il en est de même du remède qui nous occupe.

On produit le froid de différentes manières. Tous les corps qui, pour se mettre en équilibre de température, absorbent du calorique ou qui se volatilisent facilement et promptement, peuvent servir de réfrigérans. Ainsi, l'eau de puits, la neige, la glace, les mélanges frigorifiques, l'ammoniaque, l'alcool, l'éther, etc., conviennent dans le traitement des brûlures.

Les brûlures sont caractérisées par une irritation plus ou moins forte, avec ou sans mortification d'organes, avec ou sans sympathies.

Nous avons vu, dans toutes les observations, que les caractères de l'inflammation, chaleur, rougeur, tuméfaction ou douleur, n'ont jamais manqué. La brûlure est donc une maladie essentiellement inflammatoire; mais, dans une maladie de ce genre, si on s'élève, par abstraction, des effets aux causes, on arrive à celle qui les produit tous, l'irritation. L'irritation con-

siste dans l'augmentation de l'action organique d'un
tissu, au-delà des limites compatibles avec l'exercice
libre de sa fonction. Dans un organe irrité, il y a
appel, abord du sang (1) et des fluides nerveux plus
considérable que dans l'état normal ; d'où les caractères essentiels de l'inflammation.

Ainsi, en appliquant sur un organe sur-irrité des
topiques qui en ralentiraient l'action organique,
n'attaquerait-on pas la cause qui produit tous les
caractères essentiels de l'inflammation et qui la
constitue? Or, quel autre remède, mieux que le froid,
pourrait remplir cette indication? Voyez ce qui se
passe chez un individu qui prend une vipère que le
froid a engourdie. Ce reptile est d'abord incapable
de nuire; mais, dès qu'il a repris ses mouvemens,
en soustrayant du calorique de celui qui le tient, il
le force bientôt à l'abandonner. Considérez ce qui
arrive à un homme que le froid saisit : il commence
par lui engourdir les doigts ; plus intense, il occasionne l'immobilité et même la mort partielle ou
générale ; car il peut suspendre ou anéantir la
circulation et l'innervation, l'irritation normale qui
est la cause de l'une et de l'autre. Le froid ralentit
donc la contractilité musculaire et l'action organique,

(1) Ce fait nous conduit également à l'usage rationnel
de l'application des sangsues aux parties brûlées. —
M. Borot a fait sentir qu'on pourrait en retirer de grands
avantages, et M. Cloquet les a plusieurs fois employées
avec beaucoup de succès.

et doit arrêter et détruire les symptômes de l'inflammation.

Cet agent produit un resserrement permanent des
vaisseaux (1), chasse les fluides qu'ils contiennent,
les empêche d'aborder dans les parties où il est appliqué, prévient et fait disparaître l'engorgement,
la tuméfaction, la rougeur, la chaleur et la douleur.

Calmer les douleurs atroces qu'on ne peut supporter et qui tuent quelquefois dans un laps de
temps très-court, c'est remplir, dans les brûlures,
une indication non moins précieuse que celles que
nous venons de voir. Eh bien! qu'on demande à nos
brûlés quelles étaient leurs douleurs avant, pendant
et après l'application des réfrigérans. Qu'on se
demande ensuite, s'il est possible d'arrêter plus
promptement et plus sûrement ces douleurs morti-
fères. Arrêter ces douleurs, ce n'est pas seulement
arracher aux malades des sensations pénibles et funestes, c'est aussi arrêter l'irritation et toutes ses
conséquences (2). Cet effet ne serait-il pas dû à ce

---

(1) C'est comme auxiliaire de cet effet direct du froid,
que nous avons fait dissoudre dans l'eau de l'acétate
de plomb; tout autre astringent aurait pu remplacer ce
remède. Au reste, j'ai peu compté sur son action, et je
pense qu'on pourrait fort bien se contenter du froid.

(2) Les opiacés ont été employés pour aider à la vertu
sédative des réfrigérans. Aussi, les brûlés ont-ils passé
la meilleure partie de leur temps à dormir, et se sont-
ils, en quelque sorte, trouvés guéris à leur réveil.

que le fluide nerveux ne peut pas aborder à la partie malade, et établir une communication avec le système cérébro-spinal?

Le froid doit être appliqué immédiatement après la brûlure, et continué jusqu'à ce que la douleur locale soit appaisée et qu'elle ne s'éveille plus par son interruption. La nature des topiques influe peu sur ses effets. Ils sont d'autant plus salutaires, que leur emploi est plus prompt et plus continu. Cependant on doit éviter tous les irritans. L'eau est le moyen dont on se sert le plus ordinairement, parce qu'on l'a sous la main, que son action n'est pas irritante, et que son usage est très-économique. Mieux vaut employer ce remède quelques momens de plus, que d'en discontinuer trop tôt son application. Lorsque la brûlure est faite depuis plusieurs heures, l'irritation a fait trop de progrès, et peut-être ferait-on bien de ne pas y avoir recours. Il est contre-indiqué dans les maladies des voies respiratoires.

Le froid n'est pas seulement utile aux brûlures superficielles, il l'est aussi aux profondes. M. Lagretelle, chirurgien-major au Val-de-Grâce, a employé l'eau à zéro, pendant quinze jours, dans une brûlure au 4e degré fort étendue. On en désespérait. Par ce topique il a guéri le malade qui était destiné à supporter les suites des brûlures profondes et étendues.

Les expériences microscopiques de Dupuytren ont prouvé que la brûlure peut enflammer sympathiquement les organes des trois cavités splanchniques.

Cette inflammation peut arriver immédiatement à la suite de la brûlure, ou quelque temps après. Chez la plupart des sujets morts au milieu des flammes, il a observé que le cerveau était engorgé de sang, ses ventricules remplis de sérosité rougeâtre ; que la sérosité des plèvres offrait le même caractère, la muqueuse trachéo-bronchique des points rouges et des injections capillaires prononcées ; et que la sérosité du péritoine était rougeâtre, la muqueuse gastro-intestinale parsemée de plaques étendues d'un rouge foncé, et couverte de sang mêlé à des mucosités.

Ces faits d'anatomie pathologique que j'avais plusieurs fois vérifiés dans les hôpitaux, m'ont tenu les yeux constamment ouverts sur les sympathies morbides. J'ai fait tous mes efforts pour les prévenir et pour les combattre, et je ne me suis pas moins occupé d'elles que des brûlures qui les ont fait naître. Presque tous nos malades en ont présenté. Les organes enflammés sympathiquement ont réagi sur les brûlures et en ont retardé la guérison.

Délorme, dont la brûlure était peu étendue, est le seul qui n'ait pas offert de sympathies. Aussi a-t-il guéri promptement.

La brûlure de Massardier, plus étendue, a réagi sur la muqueuse gastro-intestinale qui s'est irritée. Le traitement antiphlogistique a été opposé à cette affection, et l'a calmée. Elle s'est réveillée à la suite d'une cause légère. Elle a réagi, à son tour, sur les parties brûlées dont elle a retardé la guérison. Le même traitement a été employé et en a triomphé de nouveau.

Sauvigner s'est trouvé à peu près dans la même position : même brûlure, même complication, même imprudence et même guérison. Ces deux malades ont offert des signes d'une légère irritation cérébrale. Une irritation passagère du cœur est la seule sympathie qu'aient manifestée les organes thoraciques.

Il n'en a pas été de même du malheureux Chauvais. Les symptômes de la poitrine ont presque toujours été prédominans. Bien que j'aie la plus grande confiance au froid, j'avoue que, si je m'étais trouvé auprès de lui immédiatement après la brûlure, j'aurais eu beaucoup de peine à me déterminer à l'employer. J'aurais trouvé dans la bronchite chronique une contre-indication formelle. Cependant, dans le moment que l'ai vu, je n'ai eu garde d'en suspendre l'usage. J'ai craint une sur-irritation funeste, et je me suis contenté de prévenir et d'affaiblir l'action du froid sur les organes thoraciques, par les remèdes adoucissans et calmans. Une chose qui m'a frappé dans Chauvais, c'est de le trouver assez bien le matin et toujours fatigué le soir. Pendant que je me disais si l'irritation ne prendrait pas un type intermittent, la journée du dix est venue me répondre. J'avais plusieurs fois demandé s'il suivait exactement le régime, et obtenu une réponse affirmative. L'exaspération de sa maladie durant ce jour et les suivans, a confirmé les soupçons que j'avais formés. J'ai vu

qu'il me cachait la vérité ; j'en ai eu la certitude et
par d'autres et par Chauvais lui-même. Ce malade
m'a dit : Pensez-vous que Bonhomme ait suivi le
régime que vous lui avez ordonné et qu'il n'ait pas
bu de *vin ?* Celui-ci m'a tenu le même langage,
en parlant de Chauvais. Voilà l'explication de beaucoup d'accidens funestes, qu'on ne saurait à quoi
attribuer, si l'on n'en cherchait la cause dans l'infraction du régime (1).

---

(1) « Un article sur lequel la plus grande attention
» doit être appelée, est celui de l'introduction des ali-
» mens dans les hôpitaux... Combien de rechutes graves
» et d'accidens funestes ne sont-ils pas causés par les écarts
» de régime !... On ne saurait croire jusqu'où va le nombre
» de malades qu'on laisse ainsi se suicider. La police,
» sous ce rapport, est presque nulle à l'Hôtel-Dieu de
» Lyon. Pour moi, je voudrais qu'elle fût impitoyable...»
M. Soviche, que je ne puis rapporter plus longuement,
indique les meilleurs moyens de détruire ces déplora-
bles abus.

Depuis 1829 jusqu'à la fin de 1835, j'ai pu m'assurer
que le nombre de morts dans cet hôpital, est plus grand
le lundi que les autres jours. On sait que la foule,
surtout ouvrière, s'y précipite le dimanche et y apporte
toutes sortes d'alimens. Par quelle fatalité l'Académie de
Lyon, qui a couronné l'excellent ouvrage de M. Soviche,
dont je viens de rapporter quelques fragmens, n'en
a-t-elle pas profité? Et comment se fait-il que, depuis
1830, époque à laquelle des médecins très-savans sont
entrés dans l'administration et d'où datent tant de
réformes salutaires, on ait encore à gémir sur ces
mortalités?

La brûlure de Peytavi, n'étant pas bien étendue,
n'a presque pas éveillé de sympathies.

J'arrive maintenant à l'horrible maladie de Bonhomme : brûlure de presque la moitié de la surface
cutanée, réaction énergique des organes des trois
cavités splanchniques, suspension de la vie, tel était
son état lorsque je l'ai observé. La forte saignée que
je lui pratiquai, fit cesser les congestions viscérales et
concevoir quelque espérance de lui conserver la vie.
L'eau froide fut ensuite appliquée sur la brûlure;
mais, les frissons, les tremblemens s'emparent du
malade : que faire? Si on la suspend, le malade ne
peut résister aux douleurs, ou aux suites d'un inflammation si étendue et si intense; si on la continue,
il est à craindre que les effets du froid ne lui soient
funestes. Tenir un juste milieu c'était impossible. Voilà
quelle était sa position et la mienne. L'eau était
appliquée depuis quelque temps; je crus devoir la
continuer et faire couvrir parfaitement les parties
qui n'étaient pas brûlées, donner des boissons tiè-
des, etc. Après quelques momens de lutte, les tremblemens cessent, les douleurs se calment, mais
l'irritation gastro-céphalique vient souvent nous
inquiéter. Nous l'avons poursuivie et vaincue avec
les antiphlogistiques. Tous les soins qui étaient à notre
disposition lui ont été prodigués. M. le Directeur lui-
même est souvent venu ranimer ses forces abattues,
par tous les témoignages d'attachement et d'intérêt.

Pouvait-on espérer de guérir l'affreuse brûlure de

Pierre Chaise, si, au lieu de contrarier l'application des remèdes, il les eût laissé employer convenablement? Sans répondre à cette question par l'affirmative, je pense qu'il aurait eu des chances de guérison. La brûlure était, il est vrai, très-grave par elle-même ; mais voyez la gravité de celle de Chauvais et de Bonhomme. Certainement sa vie n'était pas plus compromise. Pourquoi donc sa brûlure, traitée de la même manière, ne se serait-elle pas terminée aussi heureusement? Par la mauvaise application des réfrigérans, l'irritation cutanée s'est exaspérée. Les parties brûlées ont acquis un gonflement énorme. Elles ont éveillé les sympathies splanchniques, qui sont devenues si intenses que rien n'a pu arrêter. N'ayant pu retirer qu'une petite quantité de sang de l'ouverture de la basilique, ni ouvrir d'autres veines, j'ai été obligé de recourir aux sangsues pour y suppléer ; je les ai fait appliquer sur le ventre, partie où l'inflammation sympathique est ordinairement le plus intense. Mais, quel effet pouvait-on retirer de ce moyen, lorsque sa mère remplaçait ses tisanes par le vin qu'elle lui apportait (1). C'est principalement pour les habitans de Firminy que j'écris; je ne crains pas qu'il s'élève le moindre doute sur ce que j'avance. On pourrait, certes, trouver assez de raisons de la

_____

(1) Les personnes qui l'ont veillé la dernière nuit, m'ont assuré qu'elles avaient trouvé une bouteille de vin près de son lit.

mort de Chaise, sans faire intervenir les contrariétés de son traitement ; mais avec elles il est bien démontré pour moi, que sa brûlure devait être nécessairement mortelle, alors même qu'elle aurait été la moitié moins grave.

Grâce à la précieuse découverte des lampes de sûreté, par H. Davy, les brûlures du gaz hydrogène carboné sont beaucoup plus rares qu'elles ne l'étaient autrefois. Il est fâcheux qu'on ne puisse pas toujours en faire usage dans toutes les exploitations des mines de houille : ce serait, sans contredit, le meilleur moyen prophylactique. Mais malheureusement l'indocilité des ouvriers ne le fait employer que rarement, et ils ont à déplorer, de temps en temps, leur imprudence.

Il leur serait peut-être impossible de se servir de la lampe de sûreté dans toutes les circonstances, mais au moins qu'ils ne descendent jamais à moitié nus dans les mines, comme cela leur arrive souvent. Un vêtement même léger est un préservatif puissant, puisqu'il n'y a de brûlées que les parties qui sont absolument à nu.

Enfin, et pour nous résumer, voici la médication que nous avons suivie et que nous conseillons. Nous avons arrosé avec de l'eau froide, les compresses qui recouvraient les brûlures, jusqu'à la disparition de la douleur quand on en suspendait l'action ; vidé les phlyctènes, en incisant seulement l'épiderme, afin que les topiques fussent appliqués plus immédiatement sur le mal ; pansé deux fois par jour avec du cérat opiacé et avec toute la promptitude possible pour éviter le contact de l'air et l'irritation qu'il occasionne ; couvert les escarres et les parties enflammées de cataplasmes émolliens ; détruit la mauvaise odeur par le chlorure de chaux ; arrêté la suppuration , l'inflammation étant tombée , par des pansemens de vin aromatique ; accéléré la formation de la cicatrice en modifiant la membrane puogénique qui la produit par la cautérisation avec le nitrate d'argent ; enfin , et pour atteindre à ce dernier but , sans priver l'ouvrier de son travail , employé (sur Peytavi) les bandelettes agglutinatives.

Les brûlures que nous avons eu à traiter, n'ont guère dépassé le troisième degré. Lorsque cela a eu lieu, elles n'ont attaqué que çà et là des parties larges comme le creux de la main. Aussi les cicatrices étaient-elles minces, superficielles, et n'ont-elles demandé aucun moyen contentif. Il n'y a pas eu de gêne dans les fonctions des parties cicatrisées, ni de difformité.

F I N

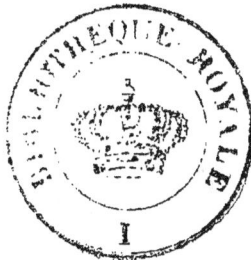

www.ingramcontent.com/pod-product-compliance
Lightning Source LLC
Chambersburg PA
CBHW071411200326
41520CB00014B/3388